Dr René SCHMITT

CONTRIBUTION A L'ÉTUDE

DE

L'Œdème malin charbonneux

DES PAUPIÈRES

De l'Œdème malin non charbonneux des Paupières

LYON
IMP. R. SCHNEIDER

CONTRIBUTION A L'ÉTUDE

DE

L'ŒDÈME MALIN CHARBONNEUX

DES PAUPIÈRES

De l'Œdème malin non charbonneux des Paupières

DE

L'ŒDÈME MALIN CHARBONNEUX

DES PAUPIÈRES

De l'Œdème malin non charbonneux
des Paupières

PAR

Le Dr René SCHMITT

LYON

IMPRIMERIE R. SCHNEIDER

Quai de l'Hôpital, 9

1906

A MA GRAND'MÈRE

Au moment de quitter la Faculté, nous avons à payer une dette de reconnaissance, et c'est bien sincèrement que nous en faisons hommage à nos maîtres de la Faculté et des hôpitaux. Cet hommage va plus particulièrement aux maîtres qui ont bien voulu nous accueillir dans leur service et accepter notre modeste collaboration.

Que Monsieur le professeur ROLLET, chirurgien des hôpitaux, professeur de clinique ophtalmologique, qui a bien voulu nous inspirer le sujet de notre thèse et en accepter la présidence, nous a fait dans son service le meilleur accueil et nous a prodigué ses savants conseils; Monsieur le professeur TESTUT, professeur d'anatomie; Monsieur le professeur LACASSAGNE, professeur de médecine légale; Monsieur le professeur DOYON, professeur de physiologie, qui ont bien voulu nous ouvrir leurs laboratoires, veuillent bien croire à notre profonde reconnaissance.

Nous adressons également nos respectueux hommages à Monsieur BATAILLON, professeur de sciences naturelles à la Faculté des sciences de Dijon, auquel nous garderons toujours une respectueuse affection; à Monsieur le docteur CHANOZ, chef de travaux du laboratoire de physiologie;

A Monsieur le docteur MOREL, professeur agrégé de chimie ; à Monsieur le docteur PATEL, professeur agrégé ; à Monsieur le docteur AURAND, chef de travaux de la clinique ophtalmologique, et à Monsieur le docteur MOREAU, chef de clinique ophtalmologique, qui ne nous ont ménagé ni leur temps ni leurs conseils pour la rédaction de notre thèse.

Nous avons une dette de reconnaissance particulière et bien douce envers le docteur C. FERRAN, moniteur de clinique otologique et laryngologique, ami bien cher et de précieux conseil.

Enfin, nous prions tous nos amis qui ont partagé notre vie, nos plaisirs et nos peines, en particulier les docteurs CHATANAY, MASSIÉ, JALLÈS, BERNARDON, GUILLOT, de croire à notre inaltérable affection et de recevoir nos meilleurs vœux.

INTRODUCTION

Nous n'avons pas pour but de reprendre en entier la description de l'œdème malin des paupières, magistralement traitée par Buy, dans sa thèse ; nous voulons seulement reprendre quelques-unes de ses conclusions et les compléter par des faits nouveaux. Nous voulons aussi présenter de nouvelles observations qui nous ont paru intéressantes à tous points de vue, et enfin essayer de différencier de l'œdème malin un œdème qui lui ressemble d'une façon frappante, sauf pour ce qui est de son facteur microbien, et que nous appellerons œdème pseudo-charbonneux. Processus d'infection de l'œdème malin ; agent microbien ; diagnostic, surtout avec l'œdème pseudo-charbonneux ; pronostic ; traitement, tels seront les points sur lesquels portera notre étude.

CHAPITRE PREMIER

HISTORIQUE ET CONSIDÉRATIONS PATHOGÉNIQUES

C'est à Bourgeois que revient l'honneur d'avoir rattaché le premier certains œdèmes à la maladie charbonneuse. Voici comment il s'exprime dans un mémoire publié dans les *Archives générales de la médecine* (février 1843) :

« Il est une forme de pustule maligne qui n'a été signalée par aucun auteur que je sache, et que j'ai rencontrée cinq ou six fois dans ma pratique : cette affection charbonneuse consiste dans un gonflement pâle d'abord, mou, bleuâtre, demi-transparent et rarement rosé des paupières. Il n'existe aucune douleur locale, à peine le malade ressent-il une légère démangeaison ; au bout de deux, quelquefois trois jours, des vésicules se développent sur ces voiles membraneux, puis des escarres, et enfin tout l'appareil symptomatique, tant interne qu'externe, de la pustule maligne la plus franche. Je proposerai, pour cette forme de maladie qui nous occupe, le nom d'œdème malin ou charbonneux des paupières. Dans ce cas, le virus charbonneux me paraît avoir été absorbé par la muqueuse oculaire, bien que celle-ci ne présente aucune trace de bouton. »

Remarquons que dans cette excellente description, Bourgeois semble croire que l'œdème charbonneux n'appartient qu'aux paupières.

Raimbert (de Châteaudun) reprit la description de l'œdème malin, en ajoutant qu'il l'a rencontré en différentes parties du corps, mais en insistant de même sur sa fréquence aux paupières. Il l'explique en disant que la constitution anatomique de la partie sur laquelle le virus charbonneux est appliqué ou inoculé, exerce une influence notable sur les caractères physiques de la pustule maligne, que plus le derme et l'épiderme sont minces, plus l'œdème est rapide, moins l'escarre et son aréole sont apparentes. « Dès lors, dit-il, n'y a-t-il pas lieu de penser que si le virus est mis en contact avec une membrane muqueuse, en raison de son imbibition facile et rapide dans cette membrane, on verra se produire un œdème charbonneux suivi plus ou moins promptement d'accidents généraux graves, plutôt qu'une pustule maligne. »

Pour Guipon, deux circonstances sont propres à favoriser l'imbibition des tissus : ce sont le frottement et l'humidité des téguments.

Després adopte l'opinion de Bourgeois, dans sa Chirurgie journalière : « Dans l'œdème malin, dit-il, l'absorption du virus est plus rapide que dans le cas de pustule maligne, et c'est sans doute la conjonctivite qui absorbe directement le virus porté par les doigts du malade, qui se frotte les yeux par un mouvement naturel, que vous connaissez tous. Cette absorption n'est

pas sans analogie : le pus blennorrhagique est trans-
porté aux yeux de la sorte et produit une de ces con-
jonctivites purulentes, les plus graves que l'on con-
naisse. »

Pour Colin, l'œdème malin se rencontre, en général,
dans les régions où les tissus profonds sont recouverts
par un épiderme ténu, par une muqueuse : « C'est par
suite des différences dans la nature du terrain où sont
déposés les liquides virulents, que les accidents du
charbon prennent des formes si variées. »

Rascol donne une explication séduisante de l'étiologie
de l'œdème malin. Si le virus est simplement déposé
sur l'épiderme, il produit une pustule maligne, une
vésicule initiale, s'il est introduit directement dans le
sein des tissus, il n'a point alors à produire un travail
de térébration pour pénétrer de l'extérieur à travers les
couches de l'épiderme dans l'intérieur des tissus.
Quoique l'affection marche dans l'œdème du dehors en
dedans, les couches placées au-dessus de celle qui a
reçu le virus ne sont pas exemptes de toute atteinte,
seulement leur envahissement est plus lent à cause de
leur vitalité et de leur vascularisation moindres : aussi
voyons-nous secondairement des phlyctènes et une coloration plus ou moins foncée apparaître, mais sans
ordre ni régularité sur le tégument sus-jacent.

Davaine assure que toutes les fois que le virus pé-
nètre plus profondément que le corps muqueux, on
voit survenir un œdème, une tumeur charbonneuse.

Pour Buys, l'œdème malin succède à l'absorption du
virus charbonneux, soit à travers une peau fine ou dé-
pouillée de son épiderme; plus l'épiderme est mince,

plus l'absorption est aisée : conditions réunies aux paupières : « Rien en dehors de ces explications ne pourrait rendre compte des variétés de forme des maladies charbonneuses externes locales, de leurs symptômes, de leur durée, si on ne les rapporte à la différence du tissu qui reçoit le virus. »

Pour d'autres auteurs et pour Moreau, on trouve souvent une porte d'entrée du virus, mais quand on n'en trouve pas, c'est que la cicatrisation a eu le temps de se faire avant que le charbon ne se manifeste. Il se produirait en somme, au niveau des paupières, le même processus qu'aux grandes lèvres de la femme, où une très légère érosion, par suite de la laxité du tissu cellulaire, détermine un œdème considérable.

CHAPITRE II

CONSIDÉRATIONS SUR LE VIRUS CHARBONNEUX

Reprenons quelques-unes des conclusions de Buy :

« L'œdème malin, que Mauvezin estime vingt fois plus rare que la pustule maligne, succède au contact du sang ou des débris des animaux charbonneux avec une muqueuse, avec une peau fine ou dénudée de son épiderme, ou avec une plaie.

« L'œdème résulte de l'inflammation produite par la présence des bactéridies dans le derme et dans le tissu cellulaire sous-cutané ; celles-ci arrivent dans le sang par l'intermédiaire des vaisseaux et des ganglions lymphatiques qui s'enflamment sur leur passage ; arrivées dans le sang, elles s'y multiplient rapidement ; bientôt la fièvre tombe et la malade n'a plus que quelques heures à vivre.

« Le critérium de l'œdème malin réside dans la présence de la bactéridie dans la sérosité obtenue par le raclage de la tumeur charbonneuse : toutes les affections pouvant donner lieu à l'œdème des paupières, qui ne montreront pas des bactéridies au microscope, ne seront pas charbonneuses. »

Les formelles conclusions de Buy vérifient une fois de plus le principe de Bouillaud : « Toutes les fois qu'une maladie spécifique apparaît, il y a derrière elle un virus spécifique », et nous n'aurions garde de les infirmer. Mais nous voulons cependant faire quelques réserves.

L'œdème malin charbonneux des paupières est très rare. Le Roy des Barres, dans un relevé de 72 cas de charbon, n'a observé que 5 exemples d'œdème malin contre 67 de pustule maligne. Cornil et Babès, dans leur traité des « Bactéries », décrivent bien la pustule et le charbon gastro-intestinal, mais passent l'œdème sous silence. Brun et Morax, au sujet de l'œdème malin de la région sourcilière disent : « ...Ce qui nous fait douter de la légitimité de ce diagnostic clinique, c'est que, dans aucun de ces cas, on n'a pu démontrer, soit par la culture, soit par l'examen microscopique, la présence de la bactéridie charbonneuse. » Nous allons tenter de montrer que cette dernière opinion, partagée par quelques ophtalmologistes, est excessive.

La preuve bactériologique de la nature charbonneuse de l'œdème malin a été faite. Chipault inocule un cobaye avec quelques gouttes de la sérosité qui suinte des vésicules d'un œdème malin datant de quatre jours ; ce cobaye meurt deux jours après et la sérosité de la plaie d'inoculation et le sang du foie montrent un grand nombre de bactéridies au microscope. Un nouveau cobaye, inoculé au sixième jour de l'affection, ne s'en trouve nullement incommodé (voir thèse de Buy, obs. V). Chipault refit ses expé-

riences au sujet d'une malade entrée à l'Hôtel-Dieu
d'Orléans, le 27 juillet 1881, avec le diagnostic d'œdème
malin, dont le début remontait à trois jours. Les cobayes inoculés les quatre premiers jours avec le sang
de la paupière supérieure droite et la sérosité des phlyctènes succombent et leur sang contient la bactéridie
charbonneuse. Le cobaye inoculé le cinquième jour,
avec du sang de la paupière supérieure, fut sur le point
de succomber, mais se rétablit. Les autres cobayes, inoculés avec le sang d'un doigt, ainsi que ceux qui le
furent après les quatre premiers jours, avec la sérosité
de l'œdème, survécurent. La virulence bactéridienne
était donc éteinte, dans ce cas, sept jours après le
début de l'affection. Dans l'observation IX de Buy,
M. Assaky, interne des hôpitaux, trouve, dans la sérosité obtenue le quatrième jour, par piqûre de la paupière, une quantité considérable de bactéridies sous
forme de bâtonnets très allongés et mobiles. Dans l'observation X de Buy, l'examen microscopique du sang
d'un malade mort le septième jour montre une grande
quantité de bactéridies.

Par contre, Thoinot et Girot inoculent en vain des
cobayes avec de la sérosité d'œdème prélevée le troisième et le sixième jour, et citent à ce sujet Maunoury
(de Chartres) et Straus qui constatèrent que la sérosité
de la pustule maligne inoculée à des brebis ou à des
lapins peut ne donner aucun résultat.

Praun et Pröscher obtiennent aussi des résultats négatifs en cultivant cinq jours après le début de l'infection.

Nous donnerons à la fin de ce paragraphe une
observation du service du professeur Rollet (obs. I).

Des ensemencements faits avec le sang du malade, il résulte que le sang de la circulation générale ne contint à aucun moment la bactéridie charbonneuse, que la présence de cette dernière dans la sérosité et le sang prélevés au niveau de la paupière atteinte n'excéda pas six jours. Nous donnerons aussi une observation (voir obs. II) du docteur Chauffard : l'examen bactériologique fait le quatrième et le cinquième jour donné des résultats positifs et avec la sérosité de l'œdème, et avec le sang de la veine du pli du coude. Le malade porteur de cet œdème décéda le septième jour. Il résulte donc de ce qui précède : que la preuve bactériologique de la nature charbonneuse de l'œdème malin à été faite plusieurs fois — mais qu'on ne peut plus la faire après un délai de cinq ou six jours à dater du début de l'affection, lorsque celle-ci doit se terminer par la guérison — qu'on n'a jamais pu la faire avec le sang de la circulation générale et cela à aucun moment de l'affection, toutes les fois que celle-ci s'est terminée par une guérison. Dans cet ordre d'idées, Nepveu, Le Roy des Barres, Buy prétendaient déjà que l'existence de la bactéridie dans la circulation générale comportait un pronostic très sombre, et qu'elle s'y multipliait d'une « façon effrayante ». On pourrait se baser sur les données ci-dessus pour établir un pronostic. Celui-ci est généralement très mauvais de l'avis de tous les auteurs. Després cite quatre cas d'œdème malin avec mort à partir du cinquième jour. L'issue fatale se ferait donc, selon que le cinquième jour les bactéridies disparaîtraient au niveau de l'œdème, ou tendraient, au contraire, à pulluler et à envahir la circulation générale.

Observation I

(Due à l'obligeance du Dr E. Moreau, chef de clinique
du service du professeur Rollet.)

Le mardi 27 mars 1905 se présente à la visite de M. le
professeur Rollet le nommé R..., âgé de 51 ans, exerçant la
profession de mégissier, porteur d'un œdème palpébral supérieur et inférieur du côté gauche. Cet œdème, marqué surtout à la paupière inférieure, est d'une teinte bleuâtre, de
consistance molle, assez tremblotant : le doigt ne laisse
aucune empreinte. La peau n'est pas rouge ni épaisse et ne
présente aucune escarre ou vésicule. La pression est indolore. Entre la paupière inférieure et le pli naso-génien existe
une plaque d'empâtement dur, à bords nettement limités
et envahissant la moitié interne de la joue. L'exploration ne
décèle aucun point douloureux osseux sur le pourtour orbitaire. La région du sac lacrymal paraît intacte et la pression
à ce niveau ne fait sourdre aucun liquide des points lacry-
maux. Le globe oculaire est intact. Pas de sécrétions dans
les culs-de-sac conjonctivaux, pas de chémosis, pas d'exorbi-
tisme. Le malade n'a jamais souffert des dents et sa cavité
buccale est intacte.

Les sinus péri-orbitaires sont sains. Pas de ganglions.
T. 37°8. Pouls 86. Ni frissons, ni vomissements. *Aucune
douleur.*

Malgré l'exploration minutieuse négative des organes au
voisinage de cet œdème, on est frappé de la teinte blafarde
du facies du malade, et son aspect éveille l'idée d'une affection à allure maligne. Sur la paupière inférieure on pratique
une légère ponction, d'où il s'écoule quelques gouttelettes de
sang, dont on fait une culture.

Interrogé sur le début de son affection, le malade raconte
que l'avant-veille il s'est aperçu d'un gonflement léger de sa
paupière inférieure gauche, mais que ne souffrant pas et ne

ressentant aucun malaise, il a encore travaillé le lendemain, veille de son arrivée à l'hôpital. Il n'a jamais été piqué et affirme n'avoir jamais porté la main, en travaillant, à l'œil gauche.

On ordonne au malade l'application de pansements humides au sublimé, fréquemment renouvelés.

Le lendemain, 29 mars, l'aspect du malade s'est considérablement modifié et les symptômes locaux se sont développés avec une effrayante rapidité. La moitié gauche de la face présente une tuméfaction énorme. Les paupières sont très volumineuses; il est impossible de les écarter pour examiner le globe. La peau est de teinte normale, sans trajets ni zones lymphangitiques. Pas d'escarre; mais sur la paupière inférieure on aperçoit, disséminées, des phlyctènes de teinte jaune ambré, de quelques millimètres de diamètre. Le malade se plaint de vives démangeaisons à la paupière inférieure, mais n'éprouve aucune douleur.

La région temporale gauche ainsi qu'une partie du cuir chevelu sont envahis par un empâtement assez résistant qui s'étend au pavillon de l'oreille, gagnant la région cervicale correspondante. Les lèvres présentent déjà un aspect tapiroïde. Toujours pas de ganglions. L'état général est mauvais; le teint est plombé, la langue est saburrale; pas de vomissements; quelques frissons.

On pratique une large incision au niveau de la fosse temporale gauche, allant jusqu'au plan osseux; il ne sort ni pus ni sérosité. Pansements humides au sublimé. Le soir, à 6 heures, on constate un état général des plus alarmants; le malade est en proie à de violents frissons continus. P. 114. T. 40°. Intelligence intacte. L'œdème a dépassé la racine du nez, envahit l'angle interne et la paupière inférieure de l'œil droit.

M. le professeur Rollet pose l'indication d'intervenir immédiatement par de larges débridements au thermo-cautère. On pratique alors, sur les limites de l'œdème, une ligne continue de pointes de feu très profondes. Les paupières

sont circonscrites à fond au feu rouge. Toute la moitié gauche
de la face est criblée de pointes de feu ainsi que la région
temporale. Aucun écoulement de pus ou de sérosité. Pansement humide. On fait une injection d'essence de moutarde
destinée à provoquer un abcès de fixation.

L'examen de la culture, fait par M. le Dr Aurand, chef des
travaux, montre la présence de la bactéridie charbonneuse.

Le lendemain matin, 30 mars, la température est tombée
à 39b, 114 pulsations et 24 respirations. La nuit a été calme,
le malade n'a pas souffert. L'œdème a légèrement diminué.
Pas de vomissements, pas de gêne dans la déglutition; le
malade se plaint de l'obstruction de sa fosse nasale gauche.

Le soir, T. 39°2; commencement de dysphagie; quelques
vomissements. Injection de 800 grammes de sérum artificiel.
Un cobaye est inoculé avec la culture.

Le 31 mars. Un œdème tremblotant peu marqué occupe
ce matin la partie supérieure du thorax. T. 38°6. P. 94. Dysphagie légère.

On pratique dans l'œdème présternal une série d'injections de teinture d'iode, puis au niveau de la face, dans les
régions encore œdématiées. On prélève du sang pour culture
au niveau de la paupière inférieure gauche et à l'index
gauche.

1er avril. T. 38°. État général meilleur. La dysphagie a
disparu, ainsi que l'œdème pré et sus sternal.

Le cobaye est mort quarante-huit heures après l'inoculation; son sang contient la bactéridie charbonneuse. Les ensemencements faits avec le sang de l'index ont donné des
résultats négatifs, tandis que ceux faits avec le sang prélevé
à la paupière inférieure gauche ont été positifs.

Le lendemain, nouvelle prise de sang au niveau de l'œdème
palpébral. Le malade continue de mieux aller. Localement,
la paupière inférieure gauche est en voie d'élimination et
dégage une odeur marquée de sphacèle. Pansement à l'eau
oxygénée. L'examen du sang prélevé la veille montre l'absence de bactéridie charbonneuse.

Dans les jours suivants, des escarres s'éliminent; la plaie devient rapidement une surface bourgeonnante et le malade entre rapidement en pleine convalescence sans atteinte aucune du côté de son globe.

OBSERVATION II

(Journal de médecine interne, 1904. Dr Chauffard.)

X..., mégissier. Le malade se présente à la consultation le troisième jour après le début de l'affection. Tout en présentant un état local des plus prononcés, il était apyrétique. T. 37°5. P. 85. Œdème considérable au niveau des deux paupières du côté gauche, surtout prononcé à la paupière supérieure, œdème gélatiniforme, de coloration violacée avec une saillie mi-transparente à l'angle de la paupière supérieure, limité, sans bourrelet saillant, sans engorgement ganglionnaire. Il était impossible d'entr'ouvrir les paupières. A l'angle de la paupière supérieure, on voyait nettement une sorte de petite vésicule blanchâtre, piquetée à son centre, mais sans escarre, ni point charbonneux proprement dit. C'était donc une simple piqûre, minime, située au niveau de la paupière supérieure et complètement différente de l'énorme lésion locale initiale de la pustule maligne. Œdème considérable de toute la moitié de la face.

Dès que ce malade nous fut soumis, on pratiqua une moucheture au niveau de la région la plus tuméfiée des paupières : il s'écoula une sérosité qui fut, séance tenante, examinée, et dans laquelle on trouva de nombreuses bactéridies; si bien que, d'emblée, le diagnostic était fait, c'était bien une affection charbonneuse, mais d'évolution apparemment spéciale : il s'agissait d'un œdème malin charbonneux et non d'une évolution du charbon sous forme de pustule maligne.

Le lendemain, l'œdème augmente, les paupières forment deux poches énormes; cependant l'état général reste bon.

2 sc

T. 37°6. P. 80. Le front, les joues sont de plus en plus envahis par l'œdème. Pas de grosse rate. Traces d'albuminurie.

On institue le traitement, mais la maladie fait des progrès rapides, et, le cinquième jour, il y a un œdème du cuir chevelu, des lèvres qui s'éversent, le cou et la partie supérieure du thorax sont le siège d'un œdème dur et violacé, disposé en plastron et gênant la respiration ; vers midi, le malade étouffe, se cyanose, présente du cornage ; vers deux heures, un calme momentané se déclare, le malade repose et respire plus librement. Le lendemain, la température monte à 38°3, le pouls à 96 ; le soir, on note : T. 39°2 et P. 120.

Le sixième et le septième jour, l'œdème devient de plus en plus considérable, la saillie du menton disparaît dans la tuméfaction du cou qui se confond avec l'œdème thoracique ; la fièvre continue ; la tension artérielle baisse de plus en plus ; les urines qui étaient abondantes se suppriment, tombent au-dessous d'un demi-litre. Le malade se cyanose et s'intoxique ; il meurt le septième jour, la tension artérielle étant de 11 et le pouls de 124 pulsations au matin.

Examen bactériologique le premier jour : on trouve des bactéridies dans la sérosité vésiculaire et *dans le sang de la veine du pli du coude.*

Mêmes résultats deux jours après : l'infection charbonneuse semblait évoluer comme une infection septicémique.

Hématologie : L'hémoglobine monte de 93 % à 113 %. Les globules rouges atteignent le chiffre de 4 puis 5 millions 400.

Les leucocytes passent de 10,000 à 50,000.

Le sang s'est déshydraté et concentré, et il s'est produit une réaction de polynucléose et de leucocytose,

CHAPITRE III

PRONOSTIC

Nous avons déjà dit que les auteurs s'accordent pour déclarer très sombre le pronostic de l'œdème malin. Raimbert va jusqu'à se demander si, dans les deux cas de guérison qu'il a eus, son diagnostic n'était pas erroné. Buy et Després sont très pessimistes ; pour le dernier surtout, l'affection est toujours fatale chez les sujets de plus de 20 à 25 ans. Bourgeois, par contre, a vu des malades guérir après avoir présenté les symptômes les plus graves ; Thoinot, Girot et Chipault ont eu des guérisons après des débuts à grand fracas. Socor et Gourfinkel ont eu de véritables cas d'œdème malin bénin qui ont guéri sans intervention chirurgicale. Enfin le professeur Rollet vient d'avoir un beau cas de guérison après un début des plus alarmants.

Qu'est-ce qui fait donc la bénignité ou la malignité de l'œdème malin ? Question difficile à résoudre. Pasteur et Chauveau se sont demandé ce qui pouvait nuire à la prolifération de la bactéridie, et n'ont pas trouvé, dit Buy, de raison suffisante pour expliquer tantôt la mort, tantôt la guérison à peu près spontanée.

Il est évident que la première enfance et la vieillesse augmentent les chances de la mortalité, ainsi que la faiblesse constitutionnelle, les privations, les peines morales. De même, d'après les statistiques de Raimbert et de Guipon, le froid exerce une influence néfaste sur l'issue de l'affection. D'après Bell, la pustule maligne et par suite l'œdème malin seraient beaucoup moins grave dans les pays chauds que dans les pays tempérés. Wolmer aurait vu descendre la mortalité à Hong-Kong au taux incroyablement bas de 0,4 %.....

Le siège de l'œdème aux paupières ne présenterait pas plus de gravité qu'ailleurs d'après Viannay, tandis que Moreau voit, dans le voisinage de l'artère angulaire, un danger de plus pour l'œdème siégeant à la paupière.

Rappelons en tous cas que la présence de la bactéridie dans le sang est un signe très grave, et sa disparition de la sérosité d'œdème, avant cinq jours, un cas de guérison.

Il est certains cas où l'on pourra baser un pronostic sur des signes locaux : « Si l'on est appelé à faire un diagnostic et un pronostic au bout de trois ou quatre jours, dit M. le professeur Pollosson dans ses cliniques, on pourra pronostiquer une affection peu virulente et peu grave, si la zone inflammatoire et l'œdème périphérique sont peu étendus, *si l'affection est en somme restée stationnaire depuis un ou deux jours ;* on devra par contre pronostiquer un cas très grave si l'œdème s'est étendu, et si en quelques heures on constate son extension ».

CHAPITRE IV

DIAGNOSTIC

Établir au début et sans contrôle bactériologique le diagnostic d'œdème malin est chose souvent fort difficile et Després lui-même écrivait : « J'estime qu'il y a un certain nombre d'œdèmes charbonneux qui sont étiquetés érysipèles. »

On devra d'abord tenir grand compte des commémoratifs : profession, séjour à la campagne, élevage, commerces spéciaux et manipulations correspondantes, épidémie charbonneuse, etc..., ou fréquentation de gens se trouvant dans les conditions précédentes.

ÉTAT LOCAL

L'œdème malin débute par une des deux paupières, généralement par la supérieure, a constaté Buy. A ce moment il est impossible de le différencier de l'œdème simple : il est incolore, indolent, mou, sans rénitence, gêne l'ouverture de l'œil et s'accompagne *d'une légère démangeaison*. Le second jour l'allure change : l'œdème devient jaunâtre, ou bleuâtre, ou violacé, et s'étend à la paupière opposée. Des vésicules pleines de sérosité

se montrent sur la paupière primitivement atteinte
puis sur l'autre. Ces vésicules sont généralement en
assez grand nombre, petites, couleur jaune ambré ou
blanchâtres. Il peut ne s'en produire qu'une comme chez
le malade de Chauffard (voir obs. II). Il est presque impossible de relever les paupières pour découvrir le globe
oculaire. En tout cas celui-ci reste intact. Puis l'œdème
s'étend à la tempe et à la joue du même côté, gagne le
cou, le tronc et descend même jusqu'à l'ombilic. Il peut
passer le nez et gagner les paupières de l'autre côté, il
peut passer à la nuque, mais il s'arrête à la racine du
membre supérieur. Il peut aussi se produire des vésicules sur les joues et les tempes. Les vésicules se des-
sèchent et le tissu sous-jacent prend une teinte rouge
noirâtre, indice de mortification. L'œdème est assez
ferme sur les tempes et les joues, mais il se ramollit à
mesure qu'on s'éloigne des paupières et devient tremblotant sur la poitrine.

L'aspect du malade au troisième jour est monstrueux
et Buy en fait une description saisissante : « En résumé,
dit Bourgeois, quand l'œdème atteint son maximum de
développement, aucun autre mal amenant de la tuméfaction ne saurait lui être comparé. » Cet état reste
stationnaire deux ou trois jours, puis si le malade gué-
rit, l'œdème disparaît en commençant à régresser par
les parties les plus éloignées du point de départ. Les
escarres se forment tombent en laissant à découvert
une plaie plus ou moins profonde qui se cicatrisera en
produisant le renversement des paupières. Quelquefois
la cicatrisation se fait sous les escarres, qui ne tombent
que quand la plaie est guérie et la paupière renversée.

Mais, fait très important à noter, il n'y a ni *suppuration*, ni *adénopathie*, ni *douleur*. La pression d'après Buy, pourrait dans quelques cas particuliers éveiller cette dernière, mais autrement, il n'y en a pas et le malade n'accuse jamais qu'un prurit plus ou moins intense, une démangeaison assez nette et caractéristique.

SYMPTÔMES GÉNÉRAUX

Les symptômes généraux se manifestent de bonne heure, ordinairement du deuxième au troisième jour, tandis que dans la pustule maligne, ils ne surviennent pas avant le cinquième ou sixième jour. Le pouls se concentre. devient faible, petit, inégal, monte à 110, 120 pulsations. La peau est chaude et sèche, et la respiration difficile. La langue blanchit ou se couvre d'un enduit jaunâtre. Le ventre peut se ballonner et devenir douloureux, en tous cas, la constipation est à peu près de règle. Les urines se raréfient ; le malade s'affaiblit rapidement et présente tous les symptômes de l'intoxication. L'intelligence reste intacte ou fait place rarement à du subdélirium, ou même à du délire furieux. Enfin, à la dernière période, si la maladie n'évolue pas vers la guérison, la prostration devient complète : la tension artérielle tombe de plus en plus, la respiration devient suspirieuse, le malade se cyanose et succombe en présentant des phénomènes d'asphyxie.

Essayons maintenant de différencier l'œdème malin des autres œdèmes pouvant se présenter aux paupières : une division s'impose selon que l'œdème est localisé à une paupière ou a gagné les régions voisines. Adoptons la division de De Caralt :

1° OEdème circonscrit.

2° OEdème diffus.
- *a* sans lésions oculaires.
- *b* avec lésions conjonctivales
- *c* avec lésions bulbaires.

1° OEdème circonscrit.

La pustule maligne, à son début, se différencie de l'œdème malin, en ce qu'elle débute par une vésicule précédant l'escarre et sa colerette de petites vésicules. Cette première vésicule repose d'ailleurs sur un noyau induré caractéristique et l'œdème ne devient considérable qu'au bout de cinq à six jours.

La piqûre d'insecte, qui d'ailleurs pourrait être charbonneuse, prête bien au doute au début, mais elle semble d'emblée plus douloureuse et l'œdème est encore plus rapide.

L'orgelet, le furoncle, l'anthrax, le chalazion enflammé se reconnaissant à leur siège, en leur lieu d'élection, à la sensation de chaleur, de piqûre lancinante, à la sécrétion conjonctivale.

La dacryocystite aiguë ou la péricystite phlegmoneuse se reconnaîtront à l'aspect de la peau, au point très douloureux au niveau du sac, au pus qui sourd du point lacrymal à la pression.

L'éléphantiasis acquise se produit presque toujours à la suite d'érysipèles récidivants chez des sujets lymphatiques et scrofuleux. C'est l'œdème lymphatique de Renaut, de Rombolotti, indolore en dehors des poussées inflammatoires.

« Ophtalmologistes et médecins, dit Rousseau, observent parfois des œdèmes aigus des paupières, qu'ils ne peuvent rattacher à aucune cause précise, d'où la vague dénomination « d'œdèmes essentiels » donnée à ces manifestations considérées comme d'origine vaso-motrice. » Ce sont les œdèmes angio-neurotiques.

Gaillard décrit aussi ces œdèmes sous le nom d'œdèmes idiopathiques aigus et les explique par des antécédents arthritiques ; il les rapproche aussi d'autres accidents infectieux, tels que pseudo-rhumatisme, érythème des jambes, purpura. Ce sont en tous cas des œdèmes qui se manifestent brusquement, sans pro-dromes, le matin au réveil ; ils sont mous, incolores, apyrétiques, indolores et durent de vingt-quatre à trente-six heures, en prenant des proportions énormes.

Fisher cite quatre cas d'œdème intermittent avec albuminurie intermittente et un cas d'œdème inter-mittent avec albuminurie permanente chez des enfants et les rattache aussi à des troubles vaso-moteurs.

Deschamps en cite deux cas chez des adultes. Il faudra donc songer à ces œdèmes « essentiels » qui se pro-duisent sans raison apparente et ressemblent assez à l'œdème malin au début.

La scarlatine, à sa période d'éruption, donne un œdème assez marqué et une bouffissure des paupières. Quelquefois, il se produit des vésicules, des ulcérations et même des escarres (Saint-Martin). On note aussi l'œdème dû à la néphrite scarlatineuse.

2° Œdème diffus sans lésions oculaires.

Le phlegmon diffus, la phlébite orbitaire ou frontale à la suite d'abcès, de furoncle, d'érysipèle, les gangrènes palpébrales, le bouton d'Orient (Terson), la fluxion dentaire (Després) ont fait l'objet d'erreurs facilement évitables. L'eczéma aigu, avec son prurit et ses petites vésicules, se différenciera par ses antécédents, sa présence en d'autres points du corps, la sérosité de ses vésicules empesant le linge comme le sperme.

L'emphysème, œdème gazeux, se reconnaît à son apparition brusque, à sa crépitation, à la progression de la lésion quand le malade se mouche, au son spécial à la « chiquenaude ».

L'érysipèle se distingue par son grand frisson, ses vomissements, sa rougeur caractéristique, son engorgement ganglionnaire, sa sensation de chaleur mordicante. Notons qu'il existe un érysipèle blanc chez les sujets lymphatiques. Il se forme parfois des phlyctènes, nouvelle cause d'erreur.

L'érysipèle gangréneux a été confondu par Babault avec l'œdème malin et Achalme prétend que cette erreur se fait souvent.

3° Œdème diffus avec lésions conjonctivales.

Dans ce cadre rentrent la conjonctivite catarrhale, l'ophtalmie purulente, la conjonctivite diphtéritique, dont le diagnostic avec l'œdème malin prête peu à l'erreur.

4° Œdème diffus avec lésions bulbaires.

Nous avons en vue l'irido-cyclite, le glaucome inflammatoire aigu, la panophtalmie.

Nous allons parler à présent d'un œdème particulier, présentant une analogie frappante avec l'œdème malin charbonneux, et dont M. le professeur Rollet vient d'observer un cas dans son service : en voici l'observation :

OBSERVATION III

Paul Ch..., 6 ans 1/2, à Andance (Ardèche).

Le mardi 1er novembre 1905. — La mère de cet enfant constate la présence d'une petite vésicule à un centimètre en dessous de l'angle interne de l'œil gauche. L'enfant, ni la mère ne donnent aucun commémoratif pouvant expliquer la formation de cette vésicule.

Le petit malade n'a pas été piqué. Il n'y a pas de cas de charbon dans le pays. Aucun membre de la famille n'exerce de profession maniant des produits susceptibles d'être charbonneux.

Le mercredi. — L'œdème s'est déclaré à la paupière inférieure d'abord, puis à la supérieure.

Le jeudi. — Il a envahi la tempe et la joue gauches.

Le vendredi. — Il est impossible de découvrir le globe oculaire. La fièvre s'allume et l'enfant a le délire samedi et dimanche. Un médecin, appelé, administre un suppositoire de quinine et la fièvre se calme un peu.

L'enfant est amené dans le service du professeur Rollet, le lundi 7 novembre. Il présente un œdème considérable de toute la partie gauche de la face, remontant sur le cuir chevelu, passant jusque derrière l'oreille gauche, et descendant jusqu'au cou. Cet œdème est rosé pâle, de consistance assez ferme, il chevauche en outre par-dessus la racine du nez et s'arrête à l'angle interne de l'œil droit. Aux angles internes des yeux, il n'a pas la coloration rosée pâle qu'il a d'ailleurs, il est bleuâtre et tremblotant. Il n'y a pas de vésicules. Il n'y a pas d'adénopathie. L'enfant est dans un état semi-comateux, et il est difficile de voir s'il existe de la douleur au niveau de l'œdème. En tous cas, il n'y a pas de vomissements. On pense à un œdème malin charbonneux, et le docteur Aurand, chef des travaux, prélève du sang et de la sérosité pour faire les recherches bactériologiques dont nous donnerons les résultats plus loin.

Le professeur Rollet pose l'indication d'intervenir par une large ignipuncture, et l'on fait environ 60 pointes de feu sur la région œdématiée, qui furent suivies de pansements humides et de lavages à l'eau oxygénée.

Le 11 novembre. — On constate encore la présence d'une tuméfaction des paupières recouvrant l'œil gauche et d'un œdème encore assez marqué de toute la partie gauche de la face, s'étendant jusque derrière l'oreille gauche. La face est couverte de nombreux orifices produits par les pointes de feu profondes.

De ces orifices s'écoule en abondance un liquide séreux et roussâtre. Les paupières, surtout la supérieure, sont recouvertes d'une énorme escarre noire, recouvrant toute la paupière. Cette escarre résulte manifestement de l'ignipuncture. L'œil est intact. Rien au globe, ni à la cornée, ni à la conjonctive.

Le 1ᵉʳ décembre. — Amélioration très sensible. Chute de l'escarre noire de la paupière supérieure.

Le 7 décembre. — La paupière supérieure est bridée par la cicatrice de l'escarre. La paupière inférieure est gonflée par du chémosis. L'enfant, considéré comme guéri, quitte le service. Présentant de l'ectropion de la paupière inférieure gauche, il y est revenu au mois de mars subir une opération plastique qui a très bien réussi.

EXAMEN BACTÉRIOLOGIQUE

(Dû à l'obligeance du Dʳ Aurand, chef des travaux.)

1º Frottis avec sérosité d'œdème, le 7 novembre:
Très nombreux streptocoques et diplocoques.
Quelques staphylocoques.
Première préparation colorée au Ziehl.
Deuxième préparation colorée au violet de gentiane : rares streptocoques.

2° Culture le 6 novembre. Prise directe au niveau de l'œdème. Culture sur gélose.

Examen le 11 novembre, au cinquième jour :

1° Coloration au bleu de méthylène .... } Diplocoques et diplobacilles formant parfois des chaînettes. Quelques gros diplocoques peu colorés.

2° Coloration au Ziehl.. } Diplocoques polymorphes, plus ou moins colorés suivant leur âge. Diplobacilles isolés ou en chaînettes.

3° Coloration au Gram : Résultat négatif.

3° Culture le 7 novembre sur sérum, avec la sérosité conjonctivale. Examen 48 heures après. Pneumocoques en chaînettes. Quelques streptocoques.

4° Culture le 7 novembre sur sérum avec la sérosité palpébrale. Examen après 24 heures, au violet de gentiane : streptocoques et streptobacilles.

5' Culture le 7 novembre sur sérum avec le sang des paupières : diplocoques ressemblant au gonocoque.

Voici donc un œdème qui a revêtu absolument l'allure d'un œdème malin charbonneux, comme début, comme aspect, comme marche, comme gravité, et les recherches bactériologiques montrent que les agents cause d'une réaction aussi violente et aussi typique sont le streptocoque et le pneumocoque avec présence du streptocoque dans la sérosité d'œdème et du pneumocoque dans la sérosité conjonctivale.

Ils ont produit les mêmes effets que la bactéridie charbonneuse, et si le mot œdème malin éveille de suite l'idée d'œdème charbonneux, en même temps que l'idée d'œdème grave. On peut donner à l'œdème que nous venons de décrire le nom d'œdème malin pseudo-

charbonneux, il n'est pas charbonneux, mais a une
allure aussi grave, on peut se demander s'il ne s'est pas
présenté de cas analogues d'œdème pseudo-charbonneux ; cela est fort possible, mais on a dû les ranger
sous l'étiquette d'œdèmes charbonneux ou d'érysipèles.
Voici, à l'appui de cette assertion, une observation de
Raimbert, suivie d'une note de cet auteur.

OBSERVATION IV

(C'est la LVIᵉ de Raimbert.)

Tumeur charbonneuse ulcérée de la paupière. — Tuméfaction
considérable s'étendant jusqu'à la partie supérieure de la poitrine. — Symptômes généraux graves. — Cautérisation. —
Guérison.

Une femme de Dheury, commune de Saint-Mamès, âgée
de 64 ans, d'une bonne constitution, mais sujette à l'érysipèle de la face, s'aperçoit le 17 octobre, en revenant de
ramasser du bois, d'un gonflement à la paupière supérieure
de son œil gauche. Elle y éprouve de la démangeaison, puis
un peu de cuisson. Le 18, le gonflement s'est étendu. Elle se
croit atteinte de son érysipèle habituel. Le 19, la tuméfaction a encore fait des progrès, toute la joue est envahie.
Enfin le 20, le mal ayant encore augmenté et paraissant à la
malade, à son mari et à ses enfants différer de ses érysipèles
ordinaires, on se décide à m'appeler.

Le 20, toute la face est énormément gonflée, le côté droit
l'est moins que le gauche ; la paupière supérieure par laquelle
le mal a commencé est dure, rénitente et le siège d'une ulcé-
ration à fond jaunâtre et humide ; le gonflement s'étend en
haut sur le front et le cuir chevelu jusqu'à l'occiput, et, en
dehors, à la tempe et à l'oreille ; il est œdémateux, rénitent
et conserve peu l'impression du doigt. La paupière inférieure

offre moins de dureté que la supérieure. La joue donne à la
pression la sensation d'un cuir distendu par un fluide élas-
tique. Le volume des lèvres est considérable. Ces organes
sont fortement écartés l'un de l'autre et ne peuvent retenir
la salive. Leur face interne est d'un rouge jaunâtre comme
les tissus muqueux œdématiés : leur commissure gauche
est ulcérée. De la joue, le gonflement a gagné le cou et la
partie supérieure de la poitrine. Sous la mâchoire, il forme
un bourrelet qui diminue de moitié la saillie du menton et
en est séparé par une saillie profonde. Il est d'autant plus
mou qu'on l'observe plus loin de la joue.

A droite, la face offre le même aspect et donne au toucher
la même sensation que le côté gauche, mais à un degré
moindre, toutes ces parties ont une couleur rose pâle. Pouls
fréquent peu développé.

Le 21, état général grave. Pouls très petit et très fréquent,
extrémités froides, agitation, nausées, soif vive.

Les jours suivants, marche progressive vers la guérison.
La cause de cette tumeur charbonneuse est restée ignorée.
Cette femme nous dit n'avoir touché à aucun animal ni à
aucune dépouille d'animal malade. Elle ne sait si elle a été
piquée par une mouche, s'il meurt des bestiaux du charbon
dans les fermes voisines.

Note de Raimbert : L'absence d'une cause virulente
charbonneuse, jointe à l'habitude de l'érysipèle, pourrait faire douter de la nature charbonneuse de la
tumeur œdémateuse de la paupière et de la face de
cette femme. Cependant la gravité des accidents généraux, les caractères et l'étendue du gonflement, la
couleur rose pâle des téguments militent en faveur du
diagnostic que nous avons porté.

Rapprochons cette observation de notre observation
d'œdème pseudo-charbonneux. Absence de cause viru-

lente charbonneuse, œdème énorme, présence d'une vésicule ulcérée, démangeaisons sans douleur réelle, *couleur rose pâle des téguments*, allure grave, tout semble militer en faveur d'un diagnostic d'œdème pseudo-charbonneux ; il ne manque que la confirmation bactériologique.

Nous n'osons évidemment rien affirmer, mais il est intéressant de rapprocher cette observation de Raimbert et sa note de celle qui nous occupe.

En tous cas, le diagnostic avec l'œdème charbonneux est fort délicat. On ne pourra l'étayer que sur les commémoratifs, l'absence d'une cause charbonneuse, peut-être sur la coloration rose pâle du tégument au lieu de la coloration bleuâtre de l'œdème charbonneux, peut-être aussi sur la rareté des vésicules. L'argument décisif ne pourra être fourni que par les recherches bactériologiques.

Quant au diagnostic avec les affections des paupières présentant quelque ressemblance, il se basera sur les mêmes données que celles qui servent pour l'œdème charbonneux.

Pour le traitement, le professeur Rollet a appliqué le même que celui de l'œdème charbonneux et a obtenu un excellent résultat. Il sera d'autant plus indiqué s'il reste un doute au sujet du diagnostic.

CHAPITRE V

TRAITEMENT

Le traitement est local et général.

Traitement local. — On a employé les produits les plus divers. Au début de l'affection, on appliquait des substances astringentes ou stimulantes : décoction d'écorces de chêne (Schwan), de feuilles de noyer pilées (Pomayrol), alcool camphré, vin aromatique, encens, etc. A une période plus avancée de l'affection, on a généralement employé les caustiques : nitrate d'argent (Bourgeois), potasse en dilution (Bourgeois), emplâtre au sublimé (Raimbert), acide sulfurique (Guyon), chlorure de zinc (Desprez), acide phénique, glycérine phéniquée au 1/40 et chauffée.

Denonvilliers employa la cautérisation ignée qui a pour résultat de donner issue à une abondante sérosité et de diminuer un peu la tuméfaction. Elle donne aussi une inflammation plus vive et plus franche, qui, d'après Buy, nuirait au développement de la bactéridie. Després fut partisan convaincu de la cautérisation ignée et proposait de l'appliquer dès le premier jour. Elle est du reste restée en faveur et constitue le traitement de choix pour le professeur Rollet. Elle doit être faite énergiquement et profondément, en protégeant l'œil, s'il y a lieu, avec une plaque de corne.

Signalons en passant deux applications du calorique. Davaine conseilla l'application pendant un quart d'heure d'un fer chauffé à 51°. Zimberlin fit des pulvérisations d'éther dans le but de tuer les bactéries par le froid produit par l'évaporation. Le professeur Rollet complète le traitement local par l'ignipuncture, par l'application de pansements humides iodés et des lavages à l'eau oxygénée.

Traitement général. — Il est évident qu'il faut chercher le plus possible à relever les forces du malade, car ce qui domine dans les affections charbonneuses, c'est l'adynamie, la dépense des forces. Rejetant absolument l'ancien traitement par la saignée préconisé par Guy de Chauliac, Sacken, Buy recommande une nourriture substantielle, les toniques, les excitants diffusibles, l'acétate d'ammoniaque, par exemple, prôné par les Allemands.

Traitement antivirulent. — Sous ce nom, Buy nous décrit le traitement général par les antiseptiques, par l'acide phénique par exemple (Déclat) et surtout par l'iode.

Après les expériences de Davaine sur les propriétés antiseptiques de l'iode, Cézard Stanis, en 1873, essaya le premier les injections iodées dans un cas d'œdème malin. Puis on les essaya tantôt seules, tantôt combinées avec la cautérisation, avec des succès et des insuccès. Buy les recommande, car l'iode agit comme antiseptique et comme excitant diffusible, et prescrit l'iode à la fois en boisson, en injections sous-cutanées, en pansements, voire en lavements. Il en fait même brûler dans la chambre. En 1883, Chipault vante les heureux résultats de la médication par l'iode seul et voit la fièvre tomber de deux degrés après cinq injections de vingt gouttes de la solution au 1/1000. Verneuil faisait des injections avec une solution au 2/100 et donnait à boire deux à quatre gouttes de teinture d'iode toutes les deux heures. Th. Anger faisait des injections de teinture d'iode pure. Amadori est partisan des injections hypodermiques d'acide phénique qu'il employa dans un cas d'œdème malin avec troubles cérébraux.

En 1903, l'Institut Pasteur recommanda les injections sous-cutanées de liqueur de Gram iodoiodurée. Chauffard les trouve horriblement douloureuses et reste sceptique sur leur efficacité, aussi bien que sur celle des injections phéniquées.

Toupet et Lebret sont, par contre, fervents partisans de la méthode par l'iode et voient dans celui-ci un véritable spécifique de la bactéridie charbonneuse. Ils trouvent le traitement relativement peu douloureux et vont jusqu'à injecter 4 cc. de teinture d'iode pure. Ils recommandent aussi l'iode sous forme de solution de Gram, à dose d'une cinquantaine de gouttes par jour. Enfin, ils préconisent les injections d'iode sous forme d'huile iodée, de lipiodol de Lafay, à dose de 5 à 10 cc. (1 cc. de lipiodol = 428 gouttes de teinture d'iode). Ces injections seront intramusculaires et pratiquées au point de Barthélemy.

SÉROTHÉRAPIE

Viannay, dans la *Gazette des Hôpitaux*, décrit un cas

de pustule maligne soigné dans le service de M. le professeur M. Pollosson et une tentative de sérodiagnostic et d'autosérothérapie. Il a constaté que le pouvoir agglutinant du sang a d'abord été inférieur à celui du sang d'un individu normal (car le sérum normal agglutine la bactéridie charbonneuse), puis s'est développé au moment où la maladie évoluait vers la guérison, pour disparaître ensuite une fois la convalescence établie. Il fait remarquer que cette variation du pouvoir agglutinant est bien en rapport avec ce qu'a vu Paul Courmont dans la fièvre typhoïde.

On injecte aussi au malade de la sérosité provenant de ses vésicules, de l'œdème et d'un épanchement pleurétique qu'il avait, pensant que ces humeurs, prises aux foyers des réactions, contenaient des substances entravantes pour la bactéridie charbonneuse. Il n'y eut aucun mouvement fébrile, ni réaction locale. Le malade guérit, et si on ne put affirmer que la tentative d'autosérothérapie y soit pour quelque chose, on peut constater tout au moins sa parfaite innocuité. Il y a peut-être là une voie ouverte aux recherches ; en 1836, Dufresne, une homéopathe, avait déjà fait une tentative dans ce sens en faisant prendre à des moutons infectés par une épidémie de sang de rate des globules imprégnés de la quinzième dynamisation de la sérosité charbonneuse prise sur un berger.

Nous ne parlerons pas, dans cet ouvrage, des opérations plastiques qui devront remédier, après la guérison, aux dégâts causés par la chute des escarres et les pointes de feu.

CONCLUSIONS

I. L'œdème malin des paupières, affection rare,
résulte de la pénétration de la bactéridie charbonneuse dans leurs tissus, par une solution de
continuité très minime, qui passe souvent ina-
perçue, car elle est alors cicatrisée lorsque le
charbon se manifeste.

II. La preuve bactériologique de la nature charbonneuse de l'œdème malin a été faite plusieurs
fois ; mais on ne trouve plus la bactéridie charbonneuse en aucun point de l'organisme cinq à
six jours après le début de l'affection, toutes les
fois que celle-ci doit se terminer par une guérison ; ce qui explique les résultats négatifs des
recherches bactériologiques de certains auteurs.
On ne constate en outre de bactéridie charbonneuse à aucun moment de la maladie dans le
sang de la circulation générale, lorsque l'affection doit guérir. Si l'on en trouve, l'issue est à
peu près fatale.

III. Les signes cardinaux qui serviront à caractériser
l'œdème malin dans un diagnostic sont :
l'absence de suppuration, d'adénopathie, de

douleur vraie, de vomissements ; les commémoratifs, la rapidité de formation de l'œdème, son extension, [sa coloration pâle ou bleuâtre ; sa consistance rénitente à la joue et à la tempe, molle et tremblotante à mesure qu'on s'éloigne du point de début, une démangeaison, un prurit caractéristique, la présence de petites vésicules citrines en plus ou moins grand nombre, le pouls rapide et inégal. A ces symptômes s'ajoutent la chute progressive de la tension artérielle, la déshydratation du sang, la cyanose, la raréfaction des urines lorsque le dénouement s'annonce fatal.

IV. Il existe un œdème des paupières qu'en pourrait appeler œdème pseudo-charbonneux, dont nous avons vu un cas dans le service de M. le professeur Rollet, présentant les mêmes symptômes et la même allure clinique que l'œdème malin charbonneux, mais sans ses commémoratifs habituels, et accusant comme facteur, à l'examen bactériologique, non la bactéridie charbonneuse mais le pneumocoque et le streptocoque. On pourrait donc supposer que divers agents bactériens sont capables de donner aux paupières, tissus d'une laxité spéciale, un œdème malin, qui ne deviendrait mortel qu'au cas ou ces agents passeraient dans le sang de la circulation générale, comme dans le cas de l'œdème charbonneux.

V. Le traitement de choix des œdèmes malin et pseudo-charbonneux consiste en l'ignipuncture larga
manu et dans l'emploi de l'iode sous forme
d'injections hypodermiques et de pansements
humides iodés. Ce traitement sera complété plus
tard par un traitement chirurgical plastique,
réparant les dégâts produits par la chute des
escarres.

INDEX BIBLIOGRAPHIQUE

ACHALME (J.-P.). — Considérations pathogéniques et anatomo-pathologiques sur l'érysipèle. Thèse de Paris, 1893.

AMADORI. — Gazetta degli osped., 1898.

ARCHANGELSKI. — Centralblatt f. Med. Wiss., 1883.

BOUCHARD. — Pathologie générale.

BELL. — The Lancet, avril 1900.

BOURGEOIS. — Archives générales de médecine, 1843.

BOUTE. — Eléphantiasis des paupières. Paris, 1902.

BR... — Œdème malin de la paupière. Thèse Paris, 1881.

CHAUFFARD. — Pustule maligne et œdème charbonneux. Soc. méd. des hôpitaux de Paris, 1903-1904. (Journal de méd. interne, juillet 1904.)

CHIPAULT. — Société de chirurgie, 1883.

COLIN. — Bulletin de l'Académie de médecine, 6 juillet 1880.

CORNIL et BABÈS. — Bactéries.

COURSERRAT. — France médicale, 1885.

DAVAINE. — Compte rendu de l'Académie des sciences, août 1864 et mars 1870.

DESPRÉS. — Chirurgie journalière. Nouvelle édition.

DESCHAMPS. — Revue générale d'ophtalmologie, 1898.

DUJARDIN. — Journal des sciences médicales de Lille, 1884.

DE CARALT. — Revista de medicina y cirurgia, 1904.

ELSCHNIG. — Ueber Gangraen der Lidhaut. (Klinik Monatsbl. f. Augenheil, 1893.)

Fisher. — Brit. med. Journ., avril 1890.

Gaillard. — Société médicale des hôpitaux de Paris, nov. 1900.
De l'œdème idiopathique aigu.

Groverry. — France médicale, 1886.

Guipon. — La maladie charbonneuse de l'homme, 1867.

Lagrange et Valude. — Encyclopédie d'ophtalmologie, t. V.

Le Bolloch. — L'ectropion. Thèse de Paris, 1876.

Moreau. — Œdème malin. (Revue générale d'ophtalmologie, mai 1905.)

Praun et Pröscher. — Pustule maligna des oberen Augenlides. (Centralblatt f. pr. Augenheil, fév. 1900.)

Raimbert. — Maladies charbonneuses.

Rascol. — Thèse de Paris, 1879.

Rayer. — Bulletin de la Société de biologie, 1850.

Rombolotti. — Revue d'ophtalmologie, 1898.

Scrosso. — Annali di ottalmologia, 1899.

Toinot et Girot. — Société médicale des hôpitaux de Paris, 1899.

Trousseau. — Des œdèmes arthritiques. (Arch. d'ophtalmologie, fév. 1901.)

Toupet et Lebret. — Guérison d'un cas de charbon par le lipiodol. (Gaz. des hôp., 1904.)

Viannay. — Gazette des hôpitaux, 1900.

Woolmer. — Brit. med. Journ., 1898, 2e vol.

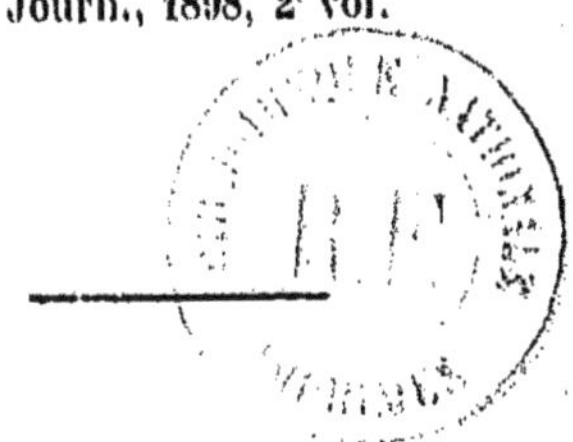